BEI GRIN MACHT SICH IHR WISSEN BEZAHLT

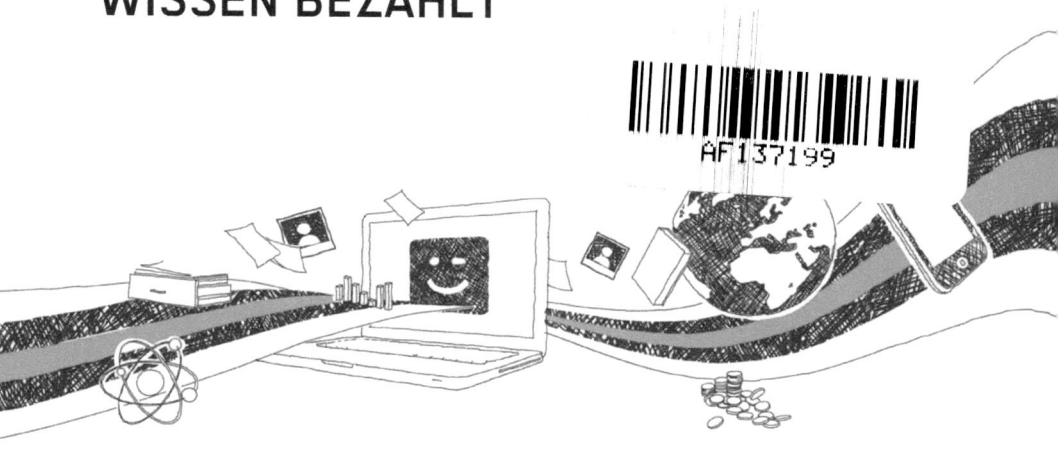

AF137199

- Wir veröffentlichen Ihre Hausarbeit,
  Bachelor- und Masterarbeit

- Ihr eigenes eBook und Buch -
  weltweit in allen wichtigen Shops

- Verdienen Sie an jedem Verkauf

Jetzt bei www.GRIN.com hochladen und kostenlos publizieren

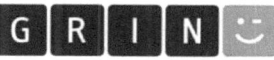

Bibliografische Information der Deutschen Nationalbibliothek:

Die Deutsche Bibliothek verzeichnet diese Publikation in der Deutschen National-bibliografie; detaillierte bibliografische Daten sind im Internet über http://dnb.d-nb.de/ abrufbar.

Impressum:

Copyright © 2020 GRIN Verlag
Druck und Bindung: Books on Demand GmbH, Norderstedt Germany
ISBN: 9783346187529

Dieses Buch bei GRIN:

https://www.grin.com/document/585179

Michael Schramm

Förderung der Gefühlsregulation von Menschen mit mittelgradiger Intelligenzminderung anhand der Arbeit mit Emotionskarten

GRIN Verlag

GRIN - Your knowledge has value

Der GRIN Verlag publiziert seit 1998 wissenschaftliche Arbeiten von Studenten, Hochschullehrern und anderen Akademikern als eBook und gedrucktes Buch. Die Verlagswebsite www.grin.com ist die ideale Plattform zur Veröffentlichung von Hausarbeiten, Abschlussarbeiten, wissenschaftlichen Aufsätzen, Dissertationen und Fachbüchern.

Besuchen Sie uns im Internet:

http://www.grin.com/

http://www.facebook.com/grincom

http://www.twitter.com/grin_com

Facharbeit

**Förderung der Gefühlsregulation
von Menschen mit mittelgradiger Intelligenzminderung
anhand der Arbeit mit Emotionskarten**

Verfasser: Michael Schramm

Ausbildung Heilerziehungspflege

Fach: Praxis der Heilerziehungspflege

Für Kristin, meine zukünftige Frau, die mir sowohl mit konstruktiver Kritik als auch liebevoller Ermutigung zur Seite steht.

Und für meine Eltern, denen ich meine sichere Basis verdanke, auf der ich im Leben stehe.

DANKE!

Inhaltsverzeichnis

1. Einleitung

In dieser Facharbeit befasse ich mich mit dem Thema der Gefühlsregulation bei Menschen mit leichter Intelligenzminderung. Mein Ziel ist es, dazustellen, wie Heilerziehungspfleger Klienten mit mittelgradiger Intelligenzminderung unterstützen können, sich einerseits mit ihrer gesamten Vielfalt an Gefühlen selbst anzunehmen und andererseits die Fähigkeit zu entwickeln, Ihr Verhalten so zu steuern, dass sie mit ihrem sozialen Umfeld in einen befriedigenden Austausch treten können. Ich möchte zeigen, dass die Basis zur Förderung der Emotionsregulation eine dialogische Haltung ist, die mit dem Bemühen des Heilerziehungspflegers um eine empathische Beziehung zu seinem Klienten einhergeht. Anhand einer Fördereinheit mit Emotionskarten möchte ich veranschaulichen, wie die theoretischen Grundlagen in der Praxis methodisch umsetzbar sind.

Die dialogische Haltung ist kennzeichnend für eine bedeutende Richtung der Gestalttherapie (Ostküstenstil)[1] und beinhaltet, jede Person als selbständiges Wesen zu behandeln und nicht als Mittel zum Zweck.[2]

Die Gestalttherapie ist eine der beiden Hauptvertreterinnen der humanistischen Psychotherapie. Die Gestaltpädagogik, die sich ab den 1970er Jahren entwickelte, bezieht ihre Handlungskonzepte, Grundannahmen und Begriffe aus der Gestalttherapie.[3]

Da das Grundgesetz der Bundesrepublik Deutschland und somit auch die Sozialgesetzgebung, auf humanistischen Werten aufbaut, sollte humanistischen Konzepten im Umgang mit behinderten Menschen in Deutschland meiner Ansicht nach einen noch höheren Stellenwert eingeräumt werden, als dies in der Praxis meiner Erfahrung nach im Moment noch der Fall ist. Eine meiner Bestrebungen ist es, mich damit auseinander zu setzen, ob und wie der Gestalt-Ansatz in der Heilerziehungspflege realisiert werden kann.

Ich bin in Gestalttherapie ausgebildet und verfüge auch über umfangreiche Literaturkenntnisse auf diesem Gebiet. Als angehender Heilerziehungspfleger komme ich in der Einrichtung, in der ich mein Praktikum absolviere, mit Menschen in Berührung, denen sowohl

---

1 Boeckh, Albrecht: Die Gestalttherapie: Eine praktische Orientierungshilfe; Stuttgart; 2006; Kreuz Verlag; S. 17

2 Yontef, Gary / Harman, Robert L.: Die dialogische Haltung in der Gestalttherapie – als Konsequenz der phänomenologischen Herangehensweise; In: Gestaltkritik (Heft 2-2008); Köln; 2008; GIK Gestalt-Institut Köln; ohne Seitenangabe.
   www.gestalt.de/yontef_dialogische-haltung.html – eingesehen am 24.12.2019

3 Fuhr Reinhard / Gremmler-Fuhr Martina: Gestalt-Ansatz – Grundkonzepte und -modelle aus neuer Perspektive; Bergisch Gladbach 2002; EHP; 2. korrigierte Auflage; S. 15.

eine mittelgradige Intelligenzminderung als auch Verhaltensauffälligkeiten und psychische Störungen diagnostiziert wurden.

Psychische Störungen drücken sich auch emotional aus, z.B. durch Verlust an Interesse oder Freude, sozialem Rückzug, Angst, unbeständiger Stimmung oder selbst- und fremd-gefährdendem Verhalten[4] und lassen sich als Störungen der Emotionsregulation verstehen.[5]

Daher war es für mich naheliegend, mich damit zu befassen, ob und wie sich das Ideal einer dialogischen Haltung in die Heilerziehungspflege von Menschen mit Intelligenz-minderung verwirklichen lässt. Ich habe mich gefragt, wie ich als Heilerziehungspfleger mit dem emotionalen Verhalten meiner Klienten im Alltag auf eine heilsame Weise umge-hen und emotionale Kompetenzen als Voraussetzung für eine funktionale Gefühlsregu-lation mit den mir bekannten humanistischen Konzepten gezielt in einer Fördereinheit unterstützen kann. Ich wollte zudem ausprobieren, ob sich die Emotionskarten, die ich in meiner kinder- und jugendtherapeutischen Ausbildung kennenlernte, auch in der Arbeit mit kognitiv beeinträchtigten Erwachsenen nutzen lassen.

Um Antworten darauf zu geben, werde ich zunächst den Begriff „Gefühl" definieren und die Funktion von Gefühlen für den Einzelnen und die Gesellschaft erklären. Ich werde er-läutern, was man unter Gefühlsregulation versteht, wie Gefühlsregulation mit dem sozialen Umfeld zusammenhängt und wie es entwicklungspsychologisch zu einer emotionalen Dys-regulation kommt. Ich werde wichtige emotionale Kompetenzen als Voraussetzung für eine funktionale Gefühlsregulation benennen und darzustellen, welche Bedeutung einige methodenunabhänige Prinzipien bzw. Theorien aus dem Gestalt-Ansatz für die Förderung dieser Kompetenzen haben. Es handelt sich um Gewahrsein, Empathie, phänomenolo-gisches Vorgehen und die Paradoxe Therapie, die in engem Zusammenhang mit der dialo-gischen Haltung stehen, die ich im Folgenden erklären werde. Alle diese Prinzipien bilden die Basis der im praktischen Teil verwendeten Methodik. Nachdem ich „geistige Behinderung" und den Begriff der „mittelgradige Intelligenzminderung" definiert habe, werde ich zeigen, warum die dialogische Haltung entscheidend zur Förderung der Emo-tionsregualtion von Menschen mit mittelgradiger Intelligenzminderung ist und mit ihr die anderen vier Prinzipien aus dem Gestalt-Ansatz einen berechtigten Platz im Umgang mit Menschen mit mittelgradiger Intelligenzminderung mit psychischen Störungen und

---

4 Senger, Katharina: Emotionen; 2018; In: PID - Psychotherapie im Dialog; Stuttgart; 2018; Georg Thieme Verlag; S. 17.

5 Lammers, Claas-Hinrich / Berking, Matthias: Emotionsregulation – Trend in der Psychotherapie; In: PID - Psychotherapie im Dialog; Stuttgart; 2018; Georg Thieme Verlag; S. 31.

Verhaltensauffälligkeiten einnehmen. Abschließend werde ich im praktischen Teil die Methodik der Arbeit mit Emotionskarten zur Förderung emotionaler Kompetenzen skizzieren und anhand eines Fallbeispiels verdeutlichen.

2. Gefühle

2.1 Begriffsdefinition

Es gibt keine allgemeingültige und exakte Definition für den Begriff *Emotionen*, die alle Aspekte des Emotionskonzepts umfasst.[6] Je nach Theorie werden die Begriffe *Emotion*, *Gefühl* und *Affekt* unterschieden oder synonym gebraucht. In Anlehnung an Dreitzel verwende ich für diese Arbeit die drei Begriffe synonym.[7]

Baumgartner und Hofmann definieren eine Emotion als „(1) eine vielfältige Erfahrung, die (2) durch unterschiedliche Erregungszustände wie Freude oder Unzufriedenheit charakterisiert wird; (3) verbunden mit subjektiven Erfahrungen, Wahrnehmungen und motivalen Tendenzen; (4) durch Kultur und Umfeld bereichert wird; und (5) auch durch ein Maß an intra- und interpersonellen Prozessen reguliert werden kann." [8]

Emotionen ergeben sich also daraus, wie wir eine Situation je nach momentaner Bedürfnislage kognitiv bewerten. Sie werden bestimmt von unserer Wahrnehmung, unseren Erwartungen und Interpretationen. Diese wiederum sind abhängig vom unmittelbaren sozialen Kontext sowie unseren biographischen Erfahrungen, die ebenso durch unsere Herkunft beeinflusst sind.

Es besteht eine Wechselwirkung zwischen Körperempfindungen und Gefühlen. Einerseits entsteht ein Gefühl (z.B. Angst) in einer spezifischen Situation (z.B. die Begegnung mit einer Schlange) durch die kognitive Verarbeitung der auftretenden physiologischen Symptome (z.B. Erhöhung von Blutdruck und Muskelspannung, Schwitzen) oder des reaktionsmäßigen Verhaltens (z.B. Rückzug).[9] Andererseits können Gefühle (z.B. Erwartungsangst und Scham) anders herum auch vegetative Prozesse in Gang setzen, die zu körperlichen Symptomen wie Erröten, Herzklopfen oder Schwitzen führen.[10]

---

6 Held, Judith: Emotionen – die Eckpfeiler unserer Gesellschaft; In: PID - Psychotherapie im Dialog; Stuttgart; 2018; Georg Thieme Verlag; S. 121.

7 Dreitzel, Hans Peter: Emotionales Gewahrsein. München; 1998; Deutscher Taschenbuch Verlag; S. 125 ff.

8 Baumgartner, Vera C. / Hofmann, Stefan G.: Kognition und Emption; In: PID - Psychotherapie im Dialog; Stuttgart; 2018; Georg Thieme Verlag; S. 19.

9 a.a.O., S. 20.

10 Marx, Rudolf: <F40> und <F41> Angststörungen – eine Einführung. In: Beiglböck, Wolfgang / Feselmayer, Senta / Honemann, Elisabeth (Hrsg.): Handbuch der klinisch-psychologischen Behandlung; München; 2006; Springer; 2. Auflage; S. 215.

Außerdem werden Gefühle durch Gestik, Mimik oder verbal durch Veränderungen in Betonung, Sprachrhythmus und Intonation ausgedrückt.[11]

2.2 Funktion von Gefühlen

Gefühle sind das Ergebnis einer unmittelbaren, einer in der Vorstellung vorweg genommenen oder einer erinnerten Interaktion mit der Umwelt. In Situationen, in denen es zur Bestimmung des weiteren Handelns einer schnellen Einschätzung der Lage bedarf, um das Überleben zu sichern, muss die Komplexität der Welt gezielt und schnell reduziert werden. Das Individuum beurteilt automatisch und innerhalb von Sekundenbruchteilen seine Lage in Abhängigkeit seiner Bedürfnisse und Ziele.[12] Je nachdem, wie es situationsbedingt und aufgrund seiner subjektiven Wahrnehmung und Erfahrung die Möglichkeit zur Bedürfnisbefriedigung einschätzt, kommen unterschiedliche Gefühle auf. Ein Gefühl führt zu einem Handlungsimpuls. Es treibt uns an, unser Verlangen zu befriedigen oder es hemmt uns und bremst uns aus. Wir tendieren dazu, uns auf das Ersehnte hin zu bewegen oder den Kontakt zu vermeiden und uns zurück zu ziehen. „Gefühle sind also stark motivierende Umwelteinschätzungen von relativ geringer Trennschärfe […]."[13]

Da Gefühle immer untrennbar mit einer unmittelbaren Körperempfindung einhergehen, dienen sie zum einen zur Orientierung des Fühlenden. Zum anderen haben sie auch eine Signal- und Mitteilungsfunktion für die soziale Umwelt,[14] denn sie führen zu unwillkürlichen, zum Teil automatisch ablaufenden Reaktionen. Sie werden auf diese Weise zum Teil auch für andere Menschen von außen sichtbar, z.B. durch Abwenden des Blickes, Lächeln, Zittern, Erröten oder Erbleichen.[15] „Soziologisch gesehen können Gefühle als symbolisch generalisierte Kommunikationsmedien betrachtet werden".[16] Innerhalb eines sozialen Systems dienen sie zur Regulierung des Beziehungsgeflechts. Sie beeinflussen die Spielregeln im sozialen Miteinander. Einerseits sind sie die psychische Voraussetzung für die spontane Bildung sozialer Systeme, die der Mensch als soziales Wesen benötigt, um

---

11 Lammers, Claas-Hinrich / Berking, Matthias: Emotionsregulation – Trend in der Psychotherapie; In: PID - Psychotherapie im Dialog; Stuttgart; 2018; Georg Thieme Verlag; S. 27.

12 ebd.

13 Dreitzel, Hans Peter: Emotionales Gewahrsein. München; 1998; Deutscher Taschenbuch Verlag; S. 130.

14 a.a.O., S. 131.

15 a.a.O., S. 129.

Grolle, Johann / Lakotta, Beate: Auch Schnecken haben Emotionen; Spiegel Online; 01.12.2003 https://www.spiegel.de/spiegel/print/d-29341658.html – eingesehen am 17.11.2019.

16 Simon, Fritz B: Einführung in die Systemtheorie des Konflikts. Heidelberg; 2012; zweite Auflage; Carl-Auer, S. 58.

überleben zu können. Andererseits können sie auch deren Entstehung verhindern oder diese wieder auflösen.

Zusammengefasst lassen sich Gefühle aus zwischenmenschlicher Perspektive „als verdichtete, dem Bewusstsein schnell zugängliche und Energie mobilisierende *Erlebnisse von Bedeutungen* [sic!] verstehen, die ein Mensch in einer aktuellen Beziehungssituation zuweist und mit deren Ausdruck er den anderen an der Situation Beteiligten diese Bedeutungen mitteilt."[17] Emotionen sind damit *interaktive* Ereignisse, die der zwischenmenschlichen Kommunikation, Verständigung, Handlung und Regulation der Beziehung dienen. „Menschen zielen mit ihren Gefühlen (und auch mit deren Intensität) auf Resonanz bei ihrem Gegenüber ab, d.h. sie wollen, dass ihre Emotionen wahrgenommen, verstanden und emotional beantwortet [...] werden."[18] Gefühle können als eine Resource bei der Verständigung im sozialen Feld betrachtet werden. Es kann aus systemischer Perspektive deshalb nicht beabsichtigt sein, Gefühlserleben und -ausdruck durch pädagogische Maßnahmen zu unterdrücken - außer man möchte Machtstrukturen etablieren oder bestehende aufrecht erhalten. Vielmehr sollte vor dem Hintergrund der interaktiven Funktion von Gefühlen pädagogisches Handeln zum Ziel haben, emotionale Kompetenzen, d.h. Fähigkeiten im Umgang mit Gefühlen zu fördern.

---

17 Staemmler, Frank M.: Kontakt und Verbundenheit – Relationalität in der Gestalttherapie; Grevelsberg; 2017; EHP; Seite 31.

18 a.a.O.

3. Gefühlsregulation

Unter Emotions- bzw. Gefühlsregulation „versteht man alle Prozesse, mit Hilfe derer eine Person die Intensität, Dauer und Qualität ihrer Emotionen beeinflusst."[19] Eine Person, die die Fähigkeiten zur Gefühlsregulation gelernt hat, kann ihre Emotionen direkt und gezielt beeinflussen und verändern. Voraussetzung für eine funktionale Gefühlsregulation sind emotionale Kompetenzen, auf die ich im Einzelnen noch kommen werde. Nach Baumgartner und Hofmanns oben zitierter Gefühls-Definition gibt es zwei Arten, wie eine Person ihre Gefühle regulieren kann.

3.1 Intrapersonelle Gefühlsregulation

Die eine Möglichkeit, die eigenen Gefühle zu regulieren ist intrapersonell, also im Austausch mit dem sozialen Umfeld. Erfolgt auf den Ausdruck eines Gefühls eine Reaktion des Gegenübers, aufgrund derer der Betreffende annimmt, dass sein Bedürfnis verstanden, als berechtigt anerkannt und deshalb mit einer Zufriedenstellung zu rechnen ist, wandelt sich das Gefühl.

3.2 Interpersonelle Gefühlsregulation

Die zweite Möglichkeit der Gefühlsregulation ist definitionsgemäß innerpsychisch, die Regulation erfolgt also z.B. durch innere Selbstgespräche und einer Veränderung der Bewertung einer Situation. Die innerpsychische Emotionsregulation hängt eng mit der intrapersonellen zusammen. Denn auf welche Weise eine Person Zwiesprache mit sich selbst führt ist abhängig von ihren inneren Repräsentanzen, also den innerpsychischen, kognitiv-emotionalen Abbildern, die ein Mensch von sich selbst bzw. von anderen Menschen aufgrund seiner Erfahrungen gemacht hat.[20] Eine Repräsentanz beinhaltet die miteinander verbundenen Erinnerungsspuren der Wahrnehmungen, sowohl aus der Außenwelt, als auch aus der eigenen Person (körperlich und emotional), die während und nach der Interaktion mit anderen Personen gemacht wurden. Diese Beziehungsschemata bestimmen, wie eine Person mit sich selbst umgeht und auf welche Art sie ihre inneren Dialoge führt. Denn wir Menschen sind relationale Wesen, d.h. „Menschen können nur in Beziehung zu anderen ihr jeweiliges Selbst entwickeln."[21] Die Fähigkeit zur interpersonellen

---

19 Lammers, Claas-Hinrich / Berking, Matthias: Emotionsregulation – Trend in der Psychotherapie; In: PID - Psychotherapie im Dialog; Stuttgart; 2018; Georg Thieme Verlag; S 27.

20 Staemmler, Frank-M.: Der 'leere Stuhl'. Ein Beitrag zur Technik der Gestalttherapie; München; 1995; Pfeiffer; Seite 34.

21 Staemmler, Frank-M.: Kontakt und Verbundenheit – Relationalität in der Gestalttherapie; Grevelsberg; 2017; EHP; Seite 15.

Gefühlsregulation wird folglich im Laufe der kindlichen Entwicklung in der Beziehung zu wichtigen Bezugspersonen erworben.

3.3 Emotionale Dysregulation

Das Vermögen, die eigenen Gefühle zu regulieren ist wesentlich für Verhaltensweisen, die passend zur aktuellen sozialen Situation zu einer Bedürfnisbefriedigung führen. Wenn dies nicht gelingt, spricht man von einer Dysregulation.[22] Menschen mit einer emotionalen Dysregulation haben ein hohes Risiko für psychische Probleme.[23]

Man unterscheidet zwischen Überregulation und Unterregulation von Emotionen. Bei einer Überregulation werden Gefühle unterdrückt und Situationen vermieden, die unangenehme Gefühle auslösen könnten. Die Vermeidung von aversiven Gefühlen kann durch den Mechanismus des operanten Konditionierens zu einer Generalisierung und damit zu Ausweitung und Aufrechterhaltung von Vermeidungstendenzen beitragen. Diese wiederum führen zu psychischen Störungen.[24] Denn die Bedürfnisse, die mit den vermiedenen Gefühlen verbunden sind, bleiben langfristig gesehen unbefriedigt oder führen gar zu Ersatzhandlungen wie z.B. Suchtverhalten oder Zwängen.

Bei einer Unterregulation kann der Betreffende seine Gefühle nicht ausreichend steuern, sodass er diese intensiv oder gar überflutend erlebt und zu überschießendem, der aktuellen Situation unangemessen erscheinendem Verhalten wie z.B. Wutanfällen neigt. Da dies wiederum häufig mit Ablehnung des sozialen Umfelds verbunden ist, bleiben auch bei einer Unterregulation elementare Bedürfnisse unbefriedigt – ein Teufelskreis.

3.4 Entwicklung der emotionalen Dysregualtion

Aus der Säuglings- und Bindungsforschung ist bekannt, dass es für eine gesunde Entwicklung von großer Bedeutung ist, wie zuverlässig die gefühlsmäßige Verfassung des Kindes von nahen Bezugspersonen gespiegelt wird. Die Bezugsperson muss verlässlich präsent sein, damit das Kind eine sichere Bindung aufbauen kann und damit das Vertrauen entwickelt, in seinen existenziellen Bedürfnissen Befriedigung zu erlangen. Es geht jedoch nicht nur darum, dass menschliche Bedürfnisse angemessen zufriedengestellt werden. Diese, und mit ihnen auch ihr Ausdruck, müssen als berechtigt anerkannt werden. Sehr

---

22 Lammers, Claas-Hinrich / Berking, Matthias: Emotionsregulation – Trend in der Psychotherapie; In: PID - Psychotherapie im Dialog; Stuttgart; 2018; Georg Thieme Verlag; S 30 ff.

23 Held, Judith: Emotionen – die Eckpfeiler unserer Gesellschaft; In: PID - Psychotherapie im Dialog; Stuttgart; 2018; Georg Thieme Verlag; S 123.

24 Butollo, Willi / Rosner, Rita / Wentzel, Achim: Integrative Psychotherapie bei Angststörungen; Bern, Göttingen, Toronto, Seattle; 1999; Verlag Hans Huber; Seite 56 f.

viele gefühlsmäßige Probleme sind daher nicht nur die Folge von frustrierten Trieben, sondern von frustrierten Anerkennungsbedürfnissen.[25]

In unserer gefühlsarmen Kultur wird der öffentliche Ausdruck von bestimmten Gefühlen wie Wut und Trauer, aber auch von spontaner Freude und Bewegungslust tabuisiert. Können Bezugspersonen mit dem natürlichen kindlichen Ausdruck dieser gesellschaftlich unerwünschten Gefühlsregungen nicht umgehen, weil sie sich aufgrund der sozialen Konventionen dafür schämen, werden Kinder durch fehlende Ermutigung oder ein Verbot dazu veranlasst, diesen Gefühlsausdruck zu hemmen, zu unterdrücken oder abzuspalten. Die Scham wird von einer Generation zur nächsten weitergegeben.[26] Bestimmte Gefühle können nicht in die Persönlichkeit integriert werden. Die mit ihnen verbundenen Bedürfnisse sind zwar noch da, sind jedoch stimmlos geworden.[27] Wenn ein nicht integriertes Gefühl aufzukommen droht, wird es nur als eine diffuse Erregungsangst empfunden, die Stress erzeugt. Psychische Bewältigungsmechanismen sorgen dafür, dass die Vielfalt der Gefühlsentfaltung und des -ausdrucks reduziert wird, das ursprüngliche Gefühl wird durch eine Deckemotion abgewehrt.[28] Dieser Vorgang erklärt die emotionale Überregulation.

Werden die Belastungen durch die Erregungsangst so groß, dass die Bewältigungsmechanismen nicht mehr ausreichen, führt diese Überforderung zu einer Kampf-oder-Flucht-Reaktion[29], die von dem amerikanischen Physiologen Walter Cannon erstmals beschrieben wurde, und mit einer Verschiebung der Balance des vegetativen Nervensystems von Parasympathikus in Richtung Sympathikus einhergeht. Dies zeigt sich als hohe Erregung und /oder aggressivem Verhalten.[30] Auf diese Weise lässt sich auch die emotionalen Dysregulation als einen Mechanismus zur Bewältigung von schambesetzen Gefühlen und Bedürfnissen erklären.

25 Tiedemann, Jens: Scham; Gießen; 2016; Psychosozial-Verlag; 2. Auflage; Seite 34.

26 Wurmser, Leon: Die Maske der Scham – Die Psychoanalyse von Schamaffekten und Schamkonflikten; Berlin, Heidelberg; 1998; Springer-Verlag; 3., erw. Auflage; Seite 305 f.

27 Joyce, Phil / Sills, Charlotte: Gestalttherapeutische Kompetenzen für die Praxis – Ein Lehr- und Arbeitsbuch für Psychotherapie, Beratung und Ausbildung; Bergisch Gladbach; 2015; EHP; Seite 126.

28 Butollo, Willi / Küsmann, Marion / Maragkos, Markos / Wenzel, Achim: Kontakt zwischen Konfluenz und Isolation: Gestalttherapeutische Ansätze in der Angsttherapie; 1995; Vortrag anlässlich der Tagung „Wege aus der Angst – Möglichkeiten und Chancen der Therapie bei Angststörungen", veranstaltet von MASH (Münchner Angst-Selbsthilfe) - http://www.gestaltpsychotherapie.de/butollo3.htm - eingesehen am 22.12.2019.

29 Marks, Stephan: Scham - die tabuisierte Emotion. Düsseldorf; 2007; Patmos Verlag; Seite 37.

30 Fuchs, Christian: „Die Gestalt des Traumatischen – Phänomenologisches Handeln bei seelischer Verletzung; Grevelsberg; 2019; EHP; S. 85.

Um die Fähigkeit zur Gefühlsregulation zu fördern ist es nicht zwingend nötig, schmerzhafte biografische Erfahrungen psychotherapeutisch zu bearbeiten. Die verschiedenen emotionalen Kompetenzen als Voraussetzung zur Gefühlsregulation lassen sich zum einen durch eine Reihe von Maßnahmen erlernen und trainieren. Zum anderen können einmal erlernte dysfunktionale Fühl-Denk-Verhaltensprogramme verändert werden, indem man sie identifiziert und ihre Wiederholung unterbricht.[31]

3.5 Fähigkeiten zur Gefühlsregulation

Damit eine Person ihre Gefühle so regulieren kann, dass sie ein situationsangepasstes, zielorientiertes Verhalten zeigt und eine psychische Stabilität im sozialen Umfeld erlangen kann, braucht sie eine Reihe von emotionalen Kompetenzen.

Dazu zählen unter anderem die Fähigkeiten[32]

- eigene Emotionen bewusst wahrzunehmen und zu erkennen,

- eigene Emotionen korrekt zu benennen und verbal sowie nonverbal auszudrücken,

- Bedürfnisse, die durch Emotionen zum Ausdruck kommen, bei sich und anderen zu erkennen,

- Emotionen anderer zu unterscheiden, zu verstehen und empathisch auf sie zu reagieren (Perspektivenübernahme),

- eigene unangenehme Gefühle wenn nötig zu akzeptieren und aushalten zu können,

- Ursachen und aufrechterhaltende Faktoren des eigenen Befindens zu erkennen und zu Verändern,

- sich Situationen auszusetzen, die unangenehme Gefühle auslösen, wenn dies für das Erreichen persönlich wichtiger Ziele notwendig sein sollte.

31 Wagner, Elisabeth / Russinger, Ulrike: Gibt es eine affektive Wende in der Systemischen Einzeltherapie? In: PID - Psychotherapie im Dialog; Stuttgart; 2018; Georg Thieme Verlag; S 84.

32 Lammers, Claas-Hinrich / Berking, Matthias: Emotionsregulation – Trend in der Psychotherapie; In: PID - Psychotherapie im Dialog; Stuttgart; 2018; Georg Thieme Verlag; S 29 f.

4. Prinzipien zur Förderung der Gefühlsregulation

Die folgenden Prinzipien zur Förderung der Gefühlsregulation stammen aus dem Gestalt-Ansatz. Der Gestalt-Ansatz entwickelte sich aus der Gestalttherapie und greift auf ihre grundlegenden Arbeitsprinzipien zurück, die unter anderem auch in der Gestalt-Pädagogik zur Anwendung kommen.[33] Der Gestalt-Ansatz ist neben dem personenzentrierten Ansatz nach Rogers eine der beiden wichtigsten Vertreterinnen der humanistischen Psychologie, die sich Anfang der 50er Jahre in den USA als „Dritte Kraft" entwickelte und sich gegenüber den Konzepten der Psychoanalyse („erste Kraft") und der Verhaltenstherapie („zweite Kraft") abgrenzte.[34] Nach einem humanistischen Menschenbild zu denken bedeutet, in jedem Menschen eine eigenständige, in sich wertvolle Persönlichkeit zu sehen und die Verschiedenartigkeit der Menschen zu respektieren. „Die humanistische Sichtweise geht von der Annahme aus, dass jeder Mensch grundsätzlich auf *Wachstum* und *Selbstaktualisierung* ausgerichtet ist und ganz eigene Fähigkeiten zu Veränderung und Problemlösung in sich trägt."[35] Diese Potenziale können durch verschiedene Faktoren wie Entwicklungsstörungen, mangelnde Förderung oder traumatische Erlebnisse gestört sein. Das Verhalten eines Menschen hat im Verständnis dieses ganzheitlichen Ansatzes eine Bedeutung, auch wenn andere diese Bedeutung manchmal nicht begreifen.

4.1 Bewusstheit und Achtsamkeit

Mit dem Satz „*Bewußtheit per se [...] kann heilsam sein.*"[36] macht Perls den Stellenwert deutlich, den Bewusstheit für ihn einnimmt. Yontef ist sogar der Ansicht, dass die Förderung von Bewusstheit als einziges Ziel ausreicht, um dem Klienten zu ermöglichen, zu einer Selbstregulation zu gelangen.[37]

Mit Bewusstheit bzw. Gewahrsein („awareness") ist weder Bewusstsein („consciesness") im Sinne von „bei Bewusstsein" oder „Ich-Bewusstsein" gemeint[38], noch Aufmerksamkeit („attention") im Sinne von fokusierter Konzentration. „Bewusstheit ist diffuser als

---

33 Fuhr Reinhard / Gremmler-Fuhr Martina: Gestalt-Ansatz – Grundkonzepte und -modelle aus neuer Perspektive; Bergisch Gladbach 2002; EHP; 2. korrigierte Auflage; S. 15.

34 ebd.

35 Pörtner, Marlies: Ernstnehmen, Zutrauen, Verstehen – Personenzentrierte Haltung im Umgang mit geistig behinderten und pflegebedürftigen Menschen; Stuttgart; 2014; Klett-Cotta; S. 27.

36 Perls, Frederick S.: Gestalt-Therapie in Aktion: Stuttgart; 1974; Ernst Klett Verlag; Seite 25.

37 Staemmler, Frank-M.: Der 'leere Stuhl'. Ein Beitrag zur Technik der Gestalttherapie. München; 1995; Pfeiffer; Seite 26

38 Blankertz, Stefan / Doubrawa, Erhard: Lexikon der Gestalttherapie. Wuppertal; 2005; Peter Hammer Verlag; S. 28.

Aufmerksamkeit – sie bedeutet eher eine entspannte als eine angespannte Wahrnehmung der ganzen Person."[39] Bewusstheit entsteht durch achtsame, absichtslose Beobachtung der Phänomene, die im Hier-und-Jetzt aus dem Hintergrund in den Vordergrund treten. Bewusstheit bedeutet, sich von Sekunde zu Sekunde dessen bewusst zu sein, was geschieht.[40]

Das Bewusstheitskonzept entspricht im Wesentlichen der aus dem Buddhismus stammenden Idee der Achtsamkeit. Dies ist nicht verwunderlich: Perls, der Bewusstheit als ein grundlegendes Element in die westliche therapeutische Theorie und Praxis einführte, war vom Zen-Buddhismus beeinflusst.[41]

Bevor Emotionen durch Kognition reguliert werden können und das Individuum so zu einer Verhaltensänderung befähigen, müssen sie zuerst zu Bewusstheit gelangen. Das heißt, man muss anhand der Wahrnehmung der eigenen Körperreaktion erkennen, dass man sich zum Beispiel freut, traurig ist, sich ärgert oder wütend wird, Angst hat oder sich ekelt. „Achtsamkeit fördert die Fähigkeit, im Hier-und-Jetzt zu bleiben und legt den Weg dafür frei, dass Emotionen überhaupt wahrgenommen werden können."[42]

4.2 Empathie

Empathie wurde in der humanistischen Psychologie lange Zeit verstanden als „die Fähigkeit, sich in die Gefühlswelt eines Gegenübers hineinzuversetzen."[43] Empatisch zu sein bedeutet in diesem Sinne, „mitzuempfinden und emotional nachzuvollziehen, wie es dem anderen geht."[44] Eine Identifikation mit dem anderen wurde in dieser traditionellen Sichtweise als Gefahr gesehen. Ein zusammenfließen („Konfluenz") mit dem anderen solle vermieden werden, man solle die Situation des anderen getrennt von der eigenen unterscheiden können.[45]

---

39 Perls, Fritz: Grundlagen der Gestalt-Therapie – Einführung und Sitzungsprotokolle. München; 1985; Verlag J. Pfeiffer, 6. Auflage; S. 29.

40 Perls, Frederick S.: Gestalt-Therapie in Aktion: Stuttgart; 1974; Ernst Klett Verlag; S. 59;

41 Perls, Fritz: Autobiographische Stichworte; 1998; In: Gestaltkritik (Heft 2-1998); Köln; 1998; GIK Gestalt-Institut Köln; ohne Seitenangabe.
   http://www.gestalt.de/perls_stichwort.html - eingesehen am 09.09.2018.

42 Greenberg / Paivio; 2000 nach Endtner, Katrin: Emotionsregulation von Frauen mit Borderlinestörung; Bern 2006, Selbstverlag; Seite 152. http://biblio.unibe.ch/download/eldiss/06endtner_k.pdf. eingesehen am 06.01.2020.

43 Nicklas-Faust, Jeanne / Scharringhausen, Ruth (Hrg.): Heilerziehungspflege – Grundlagen und Kernkonzepte der Heilerziehungspflege Band 1; Berlin; 2018; Cornelson Verlag; 1. Auflage; S. 350

44 ebd.

45 Staemmler, Frank M.: Das Geheimnis des Anderen – Empathie in der Psychotherapie; Stuttgart; 2009; Klett-Cotta; S. 59 f..

Dieses traditionelle Verständnis von Empathie ist aus neuer Perspektive, die aktuelle Erkenntnisse aus Neurowissenschaft und Entwicklungspsychologie mit einbezieht, einseitig und unvollständig. Es berücksichtigt nicht die Gegenseitigkeit empathischer Prozesse, die Leiblichkeit emotionalen Empfindens und die soziale Orientierung des Menschen. Der Mensch als Individuum ist eingewoben in ein komplexes Beziehungsgefüge. Menschliches Verhalten kann nur innerhalb dieser Relationalität verstanden werden. Deshalb erweitert Staemmler den Empathiebegriff auf eine Weise, welche die zwischenmenschliche Beziehungsrealität mit einschließt. Er definiert Empathie „als eine auf Intersubjektivität beruhende, sich leiblich vollziehende und gegenseitige Bezugnahme [...] zwischen zwei (oder mehreren) Personen – eine Bezugnahme sowohl auf die Erfahrungswelt der jeweils andere(n) Person(en) als auch auf die gemeinsame Situation und deren emergente Eigenschaften." [46]

Das heißt, dass es in einem empathischen Prozess keine vollständige Trennung zwischen Subjekt und Objekt gibt. Alle Beteiligten haben wechselseitig Einfluss aufeinander. Dieser Einfluss ist körperlich erlebbar durch eine emotionale Resonanz auf das Gegenüber. Diese Resonanz ist kein 1:1-Abbild der Gefühlslage des andere, sondern hängt sowohl von dessen Ausdrucksverhalten ab als auch davon, welche Erinnerungsspuren (Beziehungsschemata) wachgerufen werden und in welchem sozialen Kontext man sich befindet. Die gemeinsame Situation ergibt sich durch das Zusammenspiel aller dieser Faktoren und hat Eigenschaften, die sich nicht erklären lassen, wenn man nur die einzelnen Faktoren unabhängig voneinander untersucht.

4.3 Phänomenologisches Vorgehen

Die Phänomenologie ist eine philosophische Strömung die in der ersten Hälfte des 20. Jahrhunderts entstand. Die Phänomenologie beeinflusste nahezu die gesamte deutsch-französische Philosophie und schaffte darüber hinaus entscheidende Voraussetzungen für eine Anzahl späterer philosophischer Theoriebildungen.[47] Phänomenologie lässt sich mit *Erscheinungslehre* oder *Lehre von den Erscheinungen* übersetzen.[48] Der Begriff *Phänomen* im Sinne der Phänomenologie meint, wie sich ein Gegenstand unmittelbar zeigt, im Gegensatz zu dem, wie er gedacht wird. Laut Zahavi sucht die Phänomenologie die

---

46 Staemmler, Frank-M.: Das Geheimnis des Anderen – Empathie in der Psychotherapie; Stuttgart; 2009; Klett-Cotta; S. 227.

47 Zahavi, Dan: Phänomenologie für Einsteiger; Paderborn; 2007; Wilhelm Fink GmbH & Co Verlags-KG; S. 7.

48 Blankertz, Stefan / Doubrawa, Erhard: Lexikon der Gestalttherapie. Wuppertal; 2005; Peter Hammer Verlag; S. 220 f.

„Realität eines Gegenstands nicht *vor* oder *hinter* seiner Erscheinung [...]"[49]. Die eigentliche Wesensart des Gegenstands entfalte sich vielmehr gerade *in* seinen Erscheinungen. „Aus einer phänomenologischen Perspektive heraus gibt es keine Trennung von ‚subjektiver' Wirklichkeit und ‚objektiver' Realität. Aus dem phänomenologischen Blickwinkel heraus gibt es nur eine subjektive Wahrnehmung."[50] Die Untersuchung eines Phänomens sollte demnach von dem faktisch Vorliegendem bestimmt sein und nicht von dem, was von unserem theoretischen Standpunkt aus zu erwarten sei.[51]

Phänomenologisches Vorgehen in der Heilerziehungspflege zu praktizieren bedeutet, theoretische und diagnostische Modelle einzuklammern, ohne sie gänzlich zu verwerfen. Phänomenologisches Vorgehen deckt sich mit dem, was Pörtner für den Umgang mit geistig behinderten und pflegebedürftigen Menschen fordert: „Nicht interpretieren, nicht aus der Behinderung oder der Störung heraus erklären und umdeuten, nicht bestreiten oder abwerten in der Meinung, es besser zu wissen, sondern zunächst einmal beim Naheliegenden bleiben, genau bei dem, was der andere Mensch zum Ausdruck bringt."[52]

Der Heilerziehungspfleger legt seine Aufmerksamkeit nicht nur auf den Inhalt einer Mitteilung eines Klienten sondern auch auf den nonverbalen Ausdruck, also *wie* etwas mitgeteilt wird.[53] Je weniger er sich an Theoriekonzepten orientiert und sich in „Warum"-Fragen verliert, desto mehr kann er unvoreingenommen und vorurteilsfrei erfassen, was sich an Verhaltens- und Ausdrucksweisen zeigt, auch wenn ihm diese zunächst rätselhaft und unverständlich erscheinen.[54]

Im Gespräch kann er den Klienten auf auffälliges nonverbales Verhalten hinweisen, z.B. „Jetzt, als du mir dies erzählt hast, wurde deine Stimme viel kräftiger" oder „Als du das sagtest, hast du deine Faust geballt."

---

49 Zahavi, Dan: Phänomenologie für Einsteiger; Paderborn; 2007; Wilhelm Fink GmbH & Co Verlags-KG; S. 15.

50 Fuchs, Christian: „Die Gestalt des Traumatischen – Phänomenologisches Handeln bei seelischer Verletzung; Grevelsberg; 2019; EHP; S. 42.

51 Zahavi, Dan: Phänomenologie für Einsteiger; Paderborn; 2007; Wilhelm Fink GmbH & Co Verlags-KG; S. 26.

52 Pörtner, Marlies: Ernstnehmen, Zutrauen, Verstehen – Personenzentrierte Haltung im Umgang mit geistig behinderten und pflegebedürftigen Menschen; Stuttgart; 2014; Klett-Cotta; S. 57.

53 Perls, Frederik S.: Das Ich, der Hunger und die Agression; München; 1989; Deutscher Taschenbuch Verlag; S. 245.

54 Staemmler, Frank-M.: Prozessuale Aktivierung. Skript für Teilnehmer des Seminars zur prozessualen Aktivierung in Freiburg; Eigenverlag; 2013; S. 10 f.

Wenn der Heilerziehungspfleger Deutungen vornimmt, bezieht er sich bei einem phäno-menologischen Vorgehen nicht auf theoretische Konstrukte, sondern auf beobachtbare Wahrnehmungen. Er sagt also z.B. nicht „Du schämst Dich, weil Deine Mutter Dir in der Kindheit dies verboten hat." sondern „Ich sehe, Du sitzt mit hängendem Kopf da und weichst meinem Blick aus. Es kommt mir so vor, als ob dir etwas unangenehm ist."

Außerdem kann der Heilerziehungspfleger seine eigenen Impulse, Gedanken und Gefühle, also das, was in empathischer Resonanz mit seinem Gegenüber entsteht, achtsam wahr-nehmen und selektiv mitteilen. Zum Beispiel: „Während ich dir zuhöre, fühle ich einen Klos in meinem Hals." oder „Wenn ich mir deine Situation vorstelle, entsteht vor meinem inneren Auge das Bild von einem geprügelten Hund."

Durch phänomenologisches Vorgehen stellt der Heilerziehungspfleger dem Klienten seine Wahrnehmung zur Verfügung. Er lenkt die Aufmerksamkeit des Klienten auf dessen Ge-fühlsausdruck und verhilft ihm somit zu mehr Bewusstheit darüber. Indem der Heiler-ziehungspfleger den Bezug zwischen seiner Deutung und seiner Beobachtung transparent macht, eröffnet er seinem Gegenüber die Möglichkeit einer Perspektivenübernahme. Er hilft ihm außerdem, seinen eigenen Körperausdruck mit seinem inneren Empfinden in Verbindung zu bringen. Durch die selektive Mitteilung der empathischen Resonanz des Heilerziehungspflegers wird dem Bewohner deutlich, dass sein Verhalten etwas in seinem Gegenüber auslöst. Dies erhöht seine Selbstwirksamkeitserwartung.

Wie Prouty mit seinem Konzept der Prä-Therapie zeigt, lässt sich durch phänomeno-logisches Vorgehen im pädagogischen Alltag Zugang auch zu Menschen mit schweren kognitiven Beeinträchtigungen und psychotischem Erleben finden, die als nicht oder nur sehr beschränkt fähig gelten, Kontakt mit ihrer Umwelt aufzunehmen.[55]

---

55 Prouty, Garry / Pörtner, Marlies / van Werde, Dion: Prä-Therapie; Stuttgart; 1998; Klett-Cotta; S. 9 ff.
   Pörtner, Marlies: Ernstnehmen, Zutrauen, Verstehen – Personenzentrierte Haltung im Umgang mit geistig behinderten und pflegebedürftigen Menschen; Stuttgart; 2014; Klett-Cotta; S. 158 ff.

4.4 Die paradoxe Theorie der Veränderung

Entgegen des in der Selbsthilfeliteratur oft angepriesenen positiven Denkens oder des in esoterischen Kreisen beliebten „Gesetz der Anziehung" bewirkt der Versuch, gegen unerwünschte Gefühle und Gedanken anzukämpfen oft das Gegenteil: Sie werden stärker.[56] Beissers paradoxe Theorie der Veränderung besagt dagegen, dass „Veränderung geschieht, wenn jemand wird, was er ist, nicht wenn er versucht, etwas zu werden, das er nicht ist."[57]

Der paradoxen Theorie der Veränderung zufolge kann persönliche Veränderung nicht erzwungen werden, vielmehr findet sie statt, „wenn man sich die Zeit nimmt und die Mühe macht, zu sein, was man ist; und das heißt, sich voll und ganz auf sein gegenwärtiges Sein einzulassen."[58] Sie trägt der Erfahrung Rechnung, dass „Versuche, Verhalten künstlich zu kontrollieren – das eigene oder das andere Menschen – [...] langfristig nichts [bringen] außer Konflikten und nachfolgend Pathologie. Ich meine Versuche, das Verhalten mit einer bestimmten Gruppe von Zielen in Einklang zu bringen ohne Rücksicht auf andere Ziele (und Kontrollsysteme), die dieses Verhalten bereits kontrollieren und die existieren müssen, weil das Verhalten existiert."[59]

Wie ich erläuterte, hat eine emotionale Unterregulation ihre Ursache in einer mangelnden Empathie, frustrierten Anerkennungsbedürfnissen und daraus resultierenden inneren Spannungen. Ein Verbot des Ausdrucks von „unangenehmen" Gefühlen, die aus einer emotionalen Unterregulation heraus resultieren, z.B. auch Ärger, würde deshalb längerfristig nur zu anderen Verhaltensauffälligkeiten des Klienten führen. Vielmehr muss das dahinterstehende Bedürfnis verstanden und empathisch beantwortet werden, bevor mit dem Klienten alternative Verhaltens- und Ausdrucksweisen erarbeitet werden können.

Wenn es dem Heilerziehungspfleger gelingt, die unangenehmen Gefühle und Gefühlsäusserungen wie Trauer, Ärger oder Angst seines Klienten empathisch zu begegnen, schafft er die Voraussetzungen dafür, dass der Klient sich selbst und in seinem So-sein akzeptiert. Auf diese Weise lernt der Klient die gefühlsregulatorische Fähigkeit, eigene unangenehme

56 Berking, Matthias / Hondong, Sinja: Training emotionaler Kompetenzen; In: PID - Psychotherapie im Dialog; Stuttgart; 2018; Georg Thieme Verlag; S 80.

57 Beisser, Arnold R.: Wozu brauche ich Flügel? Ein Gestalttherapeut betrachtet sein Leben als Gelähmter; Köln; 2005; Peter Hammer Verlag; 3. Auflage; S. 139

58 a.a.O.

59 Powers, W.T.: Behavier: The control of perception; 1973; Chicago: Aldine; zitiert nach: Staemmler, Frank- M.: Das Ego, der Ärger und die Anhaftung – Zur Kritik der Perl'schen Aggressionstheorie und -methodik; In: Staemmler, Frank-M. / Merten, Rolf (Hrg.): Therapie der Aggression – Perspektiven für Individuum und Gesellschaft; 2008; Bergisch Gladbach; EHP; S.84.

Gefühle wenn nötig zu akzeptieren und aushalten zu können, da er diese in sein Selbstbild integriert. Die *innere* Haltung, die sich aus der paradoxen Theorie der Veränderung ergibt, ist die der radikalen Akzeptanz gegenüber vermeintlichen eigenen Fehlern, Schwächen, Gedanken und Gefühlen. „Akzeptieren ist der Weg, um ein unerträglich erscheinendes Leiden in erträglichen Schmerz umzuwandeln [...]."[60] Akzeptieren heißt, Gedanken und Gefühle achtsam anzunehmen, ohne sie dabei als zwingend faktisch richtig zu betrachten, „ihnen weder zuzustimmen noch zu widersprechen oder irgendetwas gegen sie zu unternehmen."[61]

Wohlgemerkt bedeutet ein Verstehen von *Gefühlen* nicht, keine Stellung zu dem *Verhalten* des Gegenübers zu beziehen. Es geht schließlich um einen sozialen Verständigungsprozess. Zu diesem gehört es auf der einen Seite, sich in die emotionale Reaktion des Klienten einzufühlen. Auf der anderen Seite gilt es gleichzeitig, eigene Fähigkeiten und Grenzen, sowie den Rahmen, in dem man sich als Heilerziehungspfleger bewegt, zu respektieren und zu vertreten.[62] Nur so ist es möglich, dem Klienten auch eine Perspektivenübernahme zu ermöglichen. „Das Gleichgewicht zwischen Rahmen *und* Spielraum ist ein entscheidender Faktor der Betreuungsarbeit, der in verschiedenen Zusammenhängen und auf allen Ebenen zum Tragen kommt. [...] Dieses Gleichgewicht immer wieder neu zu erfinden und herzustellen, ist eine der wesentlichen Aufgaben in der Betreuungsarbeit [...]."[63]

In anderen Worten „ist die Arbeit der Empathie zweigleisig. Nicht nur muss man die Welt der Patienten erfahren, sondern man muss den Patienten auch helfen, ihr eigenes Einfühlungsvermögen für andere zu entwickeln."[64] Und damit komme ich zu dem, was man unter einer *dialogischen Haltung* versteht.

---

60 Eifert Georg H.: Akzeptanz- und Commitment-Therapie (ACT); Göttingen; 2011; Hofgrefe Verlag; S. 16.

61 a.a.O.

62 Pörtner, Marlies: Ernstnehmen, Zutrauen, Verstehen – Personenzentrierte Haltung im Umgang mit geistig behinderten und pflegebedürftigen Menschen; Stuttgart; 2014; Klett-Cotta; Neunte Auflage; S. 31 f.

63 a.a.O., S. 33.

64 Yalom, Irvin D.: In die Sonne schauen. Wie man die Angst vor dem Tod überwindet; München; 2010; btb Verlag. S. 229.

4.5 Dialogische Haltung

Der österreichisch-israelische jüdische Religionsphilosoph Martin Buber (1878 – 1965) legte mit seiner bekanntesten und wichtigsten Schrift „Ich und Du" aus dem Jahre 1921 die Grundlage für eine Philosophie der Begegnung, die in die humanistische Psychologie als „dialogisches Prinzip" Eingang gefunden hat.

Für Buber gibt es kein absolutes menschliches Ich, das losgelöst von der Welt existiert. Das Ich des Menschen ist für ihn vielmehr nur denkbar in Beziehung zu dieser. Wie der Mensch in Beziehung zur Welt trete, sei abhängig von seiner Haltung, die von einem der beiden Grundworte *Ich-Es* oder *Ich-Du* bestimmt sei: „Es gibt kein Ich an sich, sondern nur das Ich des Grundworts Ich-Du und das Ich des Grundworts Ich-Es".[65]

Ich-Es ist das Grundwort der Trennung, es ist kennzeichnend für die Welt der Erfahrung. „Wer Ich-Es spricht, erfährt die Welt und ist nicht mit ihr verbunden."[66] Die Welt im Grundwort Ich-Es sei dazu da, um verfügbar zu sein und gebraucht zu werden. Sie sei nutzbar und werde dem menschlichen Willen unterworfen, man könne sie beobachten, betrachten, erforschen und klare Angaben über sie machen. Man habe dabei aber keinen Anteil an ihr, man nehme nicht an ihr Teil. Es fände kein Austausch statt, der zu einer Verbindung führe, es gebe keine Beziehung zwischen dem Ich und seinem Gegenüber. Ich-Es zu leben heißt, bei seinen Vorstellungen über andere Menschen zu bleiben, bei seinen Ideen, wie der andere zu sein hat. Ich-Es ist Monolog, nicht Dialog.

Ich-Du ist das Grundwort der Begegnung, die „dadurch gekennzeichnet [ist], dass sie im Hier und Jetzt stattfindet."[67] In einer Begegnung sei ein Mensch für den anderen kein Gegenstand, den man erobern, verwenden oder in ein Schema pressen könne, sondern vielmehr gegenwärtiges Gegenüber. In der Begegnung finde Veränderung statt, die aber nie einseitig ist. „Beziehung ist Gegenseitigkeit. Mein Du wirkt an mir, wie ich an ihm

65 Buber, Martin: Ich und Du; Stuttgart; 1995; Philipp Reclam jun. GmbH & Co.; auf Grundlage der 11., durchgesehenen Auflage; S. 4.

66 Waldl, Robert: Therapeutische Aspekte bei Martin Buber. Diplomarbeit zur Erlangung des Magistrades der Philosophie an der Faktultät für Human- und Sozialwissenschaften der Universität Wien; 2002; S. 11.
http://www.waldl.com/downloads/Therapeutische_Aspekte_bei_Martin_Buber.pdf - zuletzt eingesehen am 18.11.2018

67 Waldl, Robert: Therapeutische Aspekte bei Martin Buber. Diplomarbeit zur Erlangung des Magistrades der Philosophie an der Faktultät für Human- und Sozialwissenschaften der Universität Wien; 2002; S. 12.

wirke.“[68] Laut Buber werden wir erst in einer Ich-Du-Beziehung zum ganzen Menschen. „Ich werde am Du; Ich werdend spreche ich Du. Alles wirkliche im Leben ist Begegnung.“[69]

Jacobs unterscheidet den dialogischen *Prozess* und den intensiven Ich-Du-*Moment*. „Im Ich-Du-Moment ist man völlig vom anderen eingenommen, wodurch man paradoxerweise grundlegend mit dem eigenen Menschsein in Berührung kommt, mit dem Wissen von *Sein*; in diesem Moment enthüllt sich der Sinn des menschlichen Lebens.“[70] Die Unterscheidung zwischen Ich-Du-Moment, von dem Buber in seinen frühen Schriften (z.B. in „Ich und Du“) spricht, und dem dialogischen Prozess ist von praktischer von Bedeutung. Denn im Ich-Du-Moment gibt es kein Machtgefälle: „Zwischen dir und ihr ist die Gegenseitigkeit des Gebens; du sagst Du zu ihr und gibst dich ihr, sie sagt Du zu dir und gibt sich dir.“[71] In der späteren Auseinandersetzung mit Erziehung und Psychotherapie (z.B. im Gespräch mit Rogers) wird deutlich, dass Buber erkannt hat, dass es sich bei der Situation zwischen einem professionellen Helfer und seinem Klienten nicht um eine symmetrische Beziehung wie unter Freunden, sondern um eine komplementäre Arbeitsbeziehung handelt, die mit einer Aufgabenstellung verbunden ist.[72] In seinem Nachwort zur Neuauflage von „Ich und Du“ räumt er ein, dass es manches Ich-Du-Verhältnis gebe, das sich nicht zu voller Gegenseitigkeit entfalten dürfe, wenn es nicht zu seiner Auflösung kommen soll.[73]

Eine dialogische *Haltung* befähigt den Heilerziehungspfleger dazu, mit seinem Klienten in einen dialogischen *Prozess* zu treten und das zu praktizieren, was Buber „Umfassung“[74] nennt. Laut Waldl bedeute Umfassung, den Klienten sowohl aus der pädagogischen Perspektive als auch aus seiner eigenen zu erleben. Man dürfe den Klienten nicht als Summe

68 Buber, Martin: Ich und Du; Stuttgart; 1995; Philipp Reclam jun. GmbH & Co.; auf Grundlage der 11., durchgesehenen Auflage; S. 16.

69 Buber, Martin: Ich und Du; Stuttgart; 1995; Philipp Reclam jun. GmbH & Co.; auf Grundlage der 11., durchgesehenen Auflage; S. 12.

70 Jacobs, Lynne: Ich und Du, hier und jetzt – Zur Theorie und Praxis des Dialogs in der Gestalttherapie. In: Doubrawa, Erhard / Staemmler Frank-M. (Hrsg): Heilende Beziehung – Dialogische Gestalttherapie; Wuppertal; 1999; Peter Hammer Verlag; S. 92.

71 Buber, Martin: Ich und Du; Stuttgart; 1995; Philipp Reclam jun. GmbH & Co.; auf Grundlage der 11., durchgesehenen Auflage; S. 33.

72 Staemmler, Frank M.: Kontakt und Verbundenheit – Relationalität in der Gestalttherapie; Grevelsberg; 2017; EHP; S. 59 ff.

73 Buber, Martin: Ich und Du; Stuttgart; 1995; Philipp Reclam jun. GmbH & Co.; auf Grundlage der 11., durchgesehenen Auflage; S. 125.

74 a.a.O., S. 126.

von Eigenschaften und Bestrebungen sehen, die es zu analysieren gilt, sondern ihn als ganzen Mensch bejahen.[75] Für Buber sei die Bestätigung und Bestärkung des Klienten essenziell für den Heilungsprozess in einer professionellen Beziehung. Er meine damit, den anderen nicht nur in seinem gegenwärtigen so-sein zu bestätigen, sondern auch seine Anlagen, Entwicklungspotenziale und spezifischen Möglichkeiten mit einzubeziehen:[76] „Das Es ist die Puppe, das Du ist der Falter."[77] Indem der professionelle Helfer die Potentiale seines Klienten bestätige, gebe er ihm die Möglichkeit, „seine spezifischen Möglichkeiten anzunehmen und sich zu entwickeln. Er ermutigt den Klienten damit, das zu leben, was in ihm angelegt ist."[78]

Das Ziel der dialogischen Haltung besteht für Yontef darin, „in der Lage zu sein, daß wir den Klienten als Person begegnen, und die Klienten vorzubereiten, uns als Personen zu begegnen. Das Mittel dazu ist, sich gegenseitig zu erforschen, zu verstehen; zu verstehen, was in dem Leben und in dem Kopf der Klienten vorgeht. [...] Unser Fokus ist, der Person zu helfen, sich selbst zu verstehen und sich als Person zu zeigen.[79]

Hyncer schreibt: „Das 'Dialogische' ist eine Haltung der Offenheit gegenüber der Andersheit, der Einzigartigkeit der anderen Person, die mit dem Wunsch einhergeht, mich selbst in der 'Begegnung' mit dieser anderen Person ganz zu zeigen."[80]

Die erzieherische Arbeitsbeziehung endet jedoch in dem Moment, in dem der Klient in der Lage ist, seinerseits eine volle Umfassung gegenüber dem Heilerziehungspfleger zu leben. Eine vollständige Gegenseitigkeit kann es deshalb innerhalb der definierten Rollen nicht

---

75 Waldl, Robert: Therapeutische Aspekte bei Martin Buber. Diplomarbeit zur Erlangung des Magistergrades der Philosophie an der Faktultät für Human- und Sozialwissenschaften der Universität Wien; 2002; S. 28.

76 a.a.O.; S. 30.

77 Buber, Martin: Ich und Du; Stuttgart; 1995; Philipp Reclam jun. GmbH & Co.; auf Grundlage der 11., durchgesehenen Auflage; S. 18.

78 Waldl, Robert: Therapeutische Aspekte bei Martin Buber. Diplomarbeit zur Erlangung des Magistergrades der Philosophie an der Faktultät für Human- und Sozialwissenschaften der Universität Wien; 2002; S. 31.

79 Yontef, Gary: Die dialogische Haltung in der Gestalttherapie – als Konsequenz der phänomenologischen Herangehensweise - Gary Yontef im Gespräch mit Robert L. Harman; In: Gestaltkritik (Heft 2-1998); Köln; 1998; GIK Gestalt-Institut Köln; ohne Seitenangabe.
www.gestalt.de/yontef_dialogische-haltung.html – eingesehen am 24.12.2019

80 Hyncer, Erich: Die Ich-Du-Beziehung - Martin Buber und die Gestalttherapie. In: Doubrawa, Erhard / Staemmler Frank-M. (Hrsg): Heilende Beziehung – Dialogische Gestalttherapie; Wuppertal; 1999; Peter Hammer Verlag; S. X

geben.[81] Denn trotz des Wunsches nach vollständiger Gegenseitigkeit und dem pädagogischen Ziel, den Klienten zu einer vollen Begegnungsfähigkeit zu verhelfen, darf der Heilerziehungspfleger die Arbeitssituation nicht für sein eigenes Mitteilungs- oder gar Unterstützungsbedürfnis missbrauchen.[82]

Für Yontef ist die dialogische Haltung eng mit der phänomenologischen Sichtweise verbunden. Jeder habe eine für ihn wahre Realität, und in einer menschlichen Beziehung gehe es darum, sich über die unterschiedliche Wahrnehmung der Phänomene auszutauschen.[83]

81 Waldl, Robert: Therapeutische Aspekte bei Martin Buber. Diplomarbeit zur Erlangung des Magistergrades der Philosophie an der Faktultät für Human- und Sozialwissenschaften der Universität Wien; 2002; S. 27 f.

82 Staemmler, Frank M.: Kontakt und Verbundenheit – Relationalität in der Gestalttherapie; Grevelsberg; 2017; EHP; S. 61.

83 Yontef, Gary / Harman, Robert L.: Die dialogische Haltung in der Gestalttherapie – als Konsequenz der phänomenologischen Herangehensweise; In: Gestaltkritik (Heft 2-2008); Köln; 2008; GIK Gestalt-Institut Köln; ohne Seitenangabe.

http://www.gestalt.de/yontef_dialogische-haltung.html

5. Förderung von Gefühlsregulation bei Menschen mit mittelgradiger Intelligenzminderung

5.1 Definition „Menschen mit Behinderung"

Menschen mit Behinderungen sind laut SGB IX §2, Artikel 1 „Menschen, die körperliche, seelische, geistige oder Sinnesbeeinträchtigungen haben, die sie in Wechselwirkung mit einstellungs- und umweltbedingten Barrieren an der gleichberechtigten Teilhabe an der Gesellschaft mit hoher Wahrscheinlichkeit länger als sechs Monate hindern können. Eine Beeinträchtigung [...] liegt vor, wenn der Körper- und Gesundheitszustand von dem für das Lebensalter typischen Zustand abweicht."[84]

5.2 Definition „Mittelgradige Intelligenzminderung"

Intelligenzminderung – in der ICD 10 auch synonym als Intelligenz*störung* bezeichnet - wird definiert als ein „Zustand von verzögerter oder unvollständiger Entwicklung der geistigen Fähigkeiten [...]."[85] Besonders beeinträchtigt seien Fertigkeiten, die sich im Kindesalter herausbilden. Dazu zählen Kognition, Sprache, motorische und soziale Fähigkeiten. Anhand standardisierter Intelligenztests könne der Schweregrad einer Intelligenzstörung ermittelt werden.

Der Intelligenzentwicklungsstand eines Erwachsenen mit einer mittelgradigen Intelligenzminderung ist laut ICD-10 vergleichbar mit dem eines Kindes ohne Intelligenzminderung im Alter von 6 bis 9 Jahren. Bei Menschen mit mittelgradiger Intelligenzminderung lassen sich nach dieser Definition deutliche Entwicklungsverzögerungen in der Kindheit feststellen. „Die meisten können aber ein gewisses Maß an Unabhängigkeit erreichen und eine ausreichende Kommunikationsfähigkeit und Ausbildung erwerben. Erwachsene brauchen in unterschiedlichem Ausmaß Unterstützung im täglichen Leben und bei der Arbeit."[86] Bei fast allen Bewohnern, mit denen ich im Rahmen meines Praktikums in der Ausbildung zum Heilerziehungspfleger zu tun habe, wurden neben einer Intelligenzminderung Verhaltens- und psychische Störungen diagnostiziert.

---

84 BIH Bundesarbeitsgemeinschaft der Integrationsämter und Hauptfürsorgestellen (Hrsg): Sozialgesetzbuch IX – Rehabilitation und Teilhabe von Menschen mit Behinderung mit Verordnungen zum Schwerbehindertenrecht; Wiesbaden; 2017; Universum Verlag; S. 21.

85 Krollner, Björn: ICD-10-GM-2019 Code Suche und OPS-2019 Code Suche; www.icd-code.de/icd/code/F70.-.html – eingesehen am 24.12.2019.

86 a.a.O.

5.3 Die dialogische Haltung zur Förderung von Gefühlsregulation bei Menschen mit Intelligenzminderung

„Es ist davon auszugehen, daß geistig Behinderte ein erhöhtes Risiko besitzen, psychisch zu erkranken bzw. Verhaltensauffälligkeiten zu entwickeln [...]."[87] Unklar ist, welchen Rolle dabei biologische, psychische oder soziale Faktoren spielen. Klar scheint dagegen, dass psychische Erkrankungen und Verhaltensauffälligkeiten mit einer maladaptiven Fähigkeit zur Emotionsregulation einhergehen.[88] Wie ich unter 3.4 gezeigt habe, hängt die Entwicklung einer emotionalen Dysregulation eng mit Schamgefühlen zusam-men. „Jede Situation, in der Gefühle oder Wünsche eines Menschen oder seine Art, in der Welt zu sein, konsequent übersehen oder ignoriert und nicht bestätigt oder respektvoll beantwortet werden, kann Schambindung erzeugen. Dies geschieht vor allem in hierarchisch strukturierten Beziehungen, in denen einer auf den anderen angewiesen ist, um versorgt zu werden und Schutz (oder auch Macht) zu erhalten wie in Eltern-Kind-, Lehrer-Schüler-, [...] Therapeut-Klient- und Arzt-Patient-Beziehungen. Viele psychischen Probleme sind erst durch Situationen des Macht-Missbrauchs entstanden, weshalb die Verletzlichkeit von Psychotherapie-Patienten generell ehr hoch ist."[89] Viele Menschen mit Intelligenzminderung verbringen oft große Teile ihres Lebens in psychiatrischen Anstalten, Krankenhäusern und Behinderteneinrichtungen und finden sich aufgrund ihrer Hilfsbedürftigkeit hierarchischen Beziehungen ausgesetzt.

Ein dialogisches Beziehungsangebot beinhaltet die Vision, Potenziale im Klienten freizusetzen, die zu einer vollen Begegnungsfähigkeit von Mensch zu Mensch und dadurch zu einer Auflösung hierarchisch strukturierter Beziehungen führen– auch wenn diese Vision aufgrund vielfältiger anderer Faktoren in vielen Fällen utopisch sein mag. Darum reduziert eine dialogische Haltung des Heilerziehungspflegers das Risiko, Schamgefühle auszulösen und eröffnet die Chance, dass alte Beziehungsschemata durch neue heilsame ersetzt werden. Sie trägt deshalb entscheidend zur Förderung der Emotionsregulation und damit

---

87 Bielski, Sven: Ursachen von psychischen Störungen und Verhaltensstörungen bei geistig Behinderten. http://homepage.ruhr-uni-bochum.de/sven.bielski/Psychische%20Stoerungen.html - eingesehen am 31.01.2020

88 Lammers, Claas-Hinrich / Berking, Matthias: Emotionsregulation – Trend in der Psychotherapie; In: PID - Psychotherapie im Dialog; Stuttgart; 2018; Georg Thieme Verlag; S. 77.
Berking, Matthias / Hondong, Sinja: Training emotionaler Kompetenzen; In: PID - Psychotherapie im Dialog; Stuttgart; 2018; Georg Thieme Verlag; S 27.

89 Yontef, Gary: Zum Aspekt der Beziehung in der Theorie und Praxis der Gestalttherapie. In: Gestaltkritik, Ausgabe 1/2004; Köln; 2004; ohne Seitenangabe.
http://www.gestalt.de/yontef_dialog.html - zuletzt eingesehen am 28.09.2018

zu einer psychischen Stabilität von kognitiv beeinträchtigten Menschen bei. Achtsamkeit, Empathie, phänomenologisches Vorgehen und die paradoxe Therapie der Veränderung sind Bestandteil oder Voraussetzung einer dialogischen Haltung.

„Haltungen bestimmen […] maßgeblich, wie wir zur Welt stehen und wie wir handeln."[90] Die Haltung, die ein Heilerziehungspfleger einnimmt, ist der eingesetzten Intervention übergeordnet, denn sie bildet den Hintergrund jedes pädagogischen Wirkens. „Werden nur Theorie- und Lehrgebäude offengelegt, ohne die dahinterstehende Haltung zum Menschen zu spezifizieren, besteht die Gefahr der Manipulation von Klientinnen und Klienten durch die unkritische Übernahme von Normierungen. Normierungen, die auch immer zur Aufrechterhaltung des Traumas beitragen."[91] Auffällige Verhaltensweisen von behinderten Menschen lassen sich als „Reaktion auf die traumatische Erfahrung, behindert zu sein"[92] verstehen. Die traumatische Erfahrung resultiert aus der Ausgrenzung und des abwertenden oder ambivalenten Verhaltens des Umfelds. Der Gestalt-Ansatz tritt in seiner ursprünglichen Form dafür ein, „soziologische Erkenntnisse als wesentliche Quelle menschlichen Leides mitzudenken."[93] Pädagogisches Handeln unter Berücksichtung der dargestellten Prinzipien aus dem Gestalt-Ansatz bedeutet, die Subjektivität von Wirklichkeit und Veränderbarkeit sozialer Normen anzuerkennen und auf diese Weise einer Stigmatisierung kognitiv behinderter Menschen entgegenzuwirken.

So komme ich zu dem Schluss, dass die dargestellten Prinzipien aus dem Gestalt-Ansatz einen entscheidenden Beitrag zur Stabilisierung der emotionalen Verfassung von Menschen mit mittelgradiger Intelligenzminderung mit psychischen Störungen und Verhaltensauffälligkeiten zu leisten imstande sind.

---

90 Fuchs, Christian: Die Gestalt des Traumatischen – Phänomenologisches Handeln bei seelischer Verletzung; Grevelsberg; 2019; EHP; S. 45.

91 ebd.

92 Miknat, Jochen: Gestalt-Heilpädagogik -Der Umgang mit dem Trauma der geistigen Behinderung; Grevelsberg; 2017; EHP; 2. Auflage; S. 17.

93 Fuchs, Christian: Die Gestalt des Traumatischen – Phänomenologisches Handeln bei seelischer Verletzung; Grevelsberg; 2019; EHP; S. 46.

5.4 Die Arbeit mit Emotionskarten

5.4.1 Was sind Emotionskarten

Die Abbildungen auf Emotionskarten stellen Gefühlszustände anhand von Symbolen, Gesichtern oder Figuren dar. Sie sind zur Förderung der Gefühlsregulation mit kognitiv beeinträchtigten Menschen gut geeignet, denn die Bildkarten können weitgehend unabhängig von Alter, sprachlicher und kognitiver Entwicklung sowie kulturellem Hintergrund eingesetzt werden. Die Karten können genutzt werden, um Gefühle und innere Zustände zu sortieren und auszudrücken, Gespräche über Emotionen anzuregen und ressourcen- und lösungorientierte pädagogische Interventionen zu entwickeln. Mit ihnen lassen sich u.a. Selbst- und Fremdwahrnehmung fördern, Worte für Gefühlszustände finden, aktuelle und ambivalente Gefühle erkennen und benennen, eine gefühlsbezogene Rückschau auf Situationen sowie Zukunftsprojektionen vornehmen und soziale Beziehungen darstellen.[94]

5.4.2 Familie Erdmann-Emotionskarten

In der praktischen Arbeit verwende ich gerne die Familie-Erdmann-Emotionskarten. Auf den 50 Karten sind gezeichnete Erdmännchen vor einem farbigen Hintergrund abgebildet, die durch unterschiedliche Mimik, Gestik und Körperhaltung vielfältige Gefühle und Stimmungen ausdrücken. Aufgrund der meist aufrechten Haltung eignen sie sich besser als andere Gefühlskarten als Projektionsfläche für menschliches Erleben. Meiner bisherigen Erfahrung nach finden sich nicht nur Kinder und Jugendliche in den Motiven wieder. Da die Darstellungen nicht zu kindlich anmuten, können sich auch Erwachsene meist gut auf die Arbeit mit den Karten einlassen.

Ich halte die Familie-Erdmann-Emotionskarten ebenso für Menschen mit körperlichen Einschränkungen gut geeignet, da sie im Vergleich zu anderen Gefühlskarten nicht nur die Mimik, sondern auch Körperhaltung und Gestik nutzen. Der Betreffende kann seinen Gefühlen durch das Zeigen einer Karte quasi einen körperlichen Ausdruck verleihen, obwohl ihm dies im Alltag durch seine Einschränkungen nicht möglich ist.

5.4.3 Methodisches Vorgehen

5.4.3.1 Benennen und erkennen von Gefühlen

Wie ich als Dozent eines Seminars zum Thema *Gewaltfreie Kommunikation* feststellen musste, ist der aktive Wortschatz für Gefühlszustände selbst für Menschen ohne kognitive Einschränkungen oftmals sehr begrenzt. Deshalb erscheint es mir um so mehr bei Klienten mit kognitiven Beeinträchtigungen wichtig, zum einen herauszufinden, welche Gefühle er

---

94 Voigt, Manfred: Familie Erdmann; Bremen; 2009; Manfred Voigt Spieleverlag; S. 1 ff.

kennt, d.h. benennen und auf den Gefühlskarten erkennen kann, zum anderen, den vorhandenen Wortschatz für Emotionen zu erweitern. Als Vorbereitung dafür suche ich Gefühlskarten heraus, auf denen die Basisemotionen Freude, Ärger, Angst, Ekel, Scham und Trauer auf eine eindeutige Weise dargestellt sind. Bevor ich auf die Karten zurückgreife, stelle ich häufig die offene Frage „Welche Gefühle kennst du?" Nachdem mir der Klient diejenigen, die ihm einfallen, genannt hat, lasse ich mir diese dann auf den Karten zeigen.

5.4.3.2 Benennen und erkennen von eigenen Gefühlen

Um die Auseinandersetzung mit aktuellen Gefühlen anzuregen, werden die Bildkarten offen ausgelegt. Bei Menschen mit kognitiven Einschränkungen ist es wichtig, die Anzahl der Bildkarten auf eine passende Auswahl einzuschränken, um eine Überforderung zu vermeiden. Der Klient wird gebeten, eine Karte auszuwählen, die am besten zu seiner gegenwärtigen Stimmung passt. Dann beschreibt der Heilerziehungspfleger phänomenologisch und mit einfachen Worten, was er auf der ausgewählten Karte sieht. Anschließend kann ein Gespräch angeregt werden durch folgende und ähnliche Fragen:

- Wie fühlt sich das abgebildete Erdmännchen?

- Ist es ein angenehmes oder unangenehmes Gefühl?

- Was denkt dieses Erdmännchen, wenn es sich so fühlt?

- Wie verhält sich dieses Erdmännchen, wenn es sich so fühlt?

- Was ist typisch für dieses Erdmännchen?

- In welchen Situationen kennst du dieses Gefühl bei dir?

- Wer oder was hilft dir, wenn du dich so fühlst?

- In welchen Situationen fühlst du dich ganz anders?

Auf ähnliche Weise kann der Klient mithilfe der Bildkarten zu seinen Gefühlen zu verschiedenen Situationen gefragt werden, z.B. wenn er alleine ist, zuhause bei seinen Eltern, bei Freunden, in ungewohnten Situationen, an seinem Geburtstag, etc.

5.4.3.3 Förderung der Fremdwahrnehmung von Gefühlen

Um die Fremdwahrnehmung zu fördern, kann der Klient gefragt werden, welche Erdmännchen zu bestimmten Personen in bestimmten Situationen passen würden. Dadurch kann die Wahrnehmung von Situationen in Familie, Gruppe und anderen sozialen Systemen deutlich werden.

5.4.3.4 Gemischte Gefühle

Es gibt Situationen, die mit „gemischten Gefühlen" erlebt werden. Diese widersprüchlichen Gefühle lassen sich mithilfe der Bildkarten sortieren und ordnen. Der Klient wird aufgefordert, mehrere Erdmännchenkarten auszuwählen, um die Vielschichtigkeit mancher Gefühle bewusst werden zu lassen. Mithilfe dieser Zusammenstellung können verschiedene innere Stimmen zu Wort kommen.

5.4.3.5 Lösungsorientierte Prozesse fördern

Die Emotionskarten können auch verwendet werden, um lösungsorientierte Prozesse anzustoßen. Dazu wählt der Klient zuerst eine Karte, die einen Ausgangszustand darstellt. Anschließend sucht er sich eine Karte für einen Wunsch-, Ziel oder Lösungszustand („Wie möchtest du dich fühlen, welches Erdmännchen passt dazu?").

Folgende und ähnliche Fragen können zur Prozessgestaltung gestellt werden:

- Woran merkst du, wenn du weiter gekommen bist und dich mehr wie das zweite Erdmännchen fühlst?

- Woran können andere erkennen, wenn du dich mehr wie das zweite Erdmännchen fühlst?

- Was müsste passieren, um dich so zu fühlen, wie das zweite Erdmännchen?

- Wann war es schon einmal so, wie du es dir wünschst?

- Was ist bereits passiert, dass es dir manchmal schon ein wenig so geht wie du es dir wünschst?

- Wer kann dabei helfen? Wie?

Alle Fragen sind als Ausgangspunkt für einen Dialog nützlich. Damit es zu einem förderlichen Gespräch kommt, ist die oben beschriebene offene und dialogische Haltung essentiell. Ansonsten fühlt sich der Klient schnell ausgefragt und manipuliert.

5.5 Beschreibung einer praktischen Fördermaßnahme

Herr L. ist 53 Jahre alt und Bewohner der Einrichtung, in der ich im Rahmen meiner Heilerziehungspflegeausbildung mein Berufspraktikum absolviere. Bei ihm wurde eine mittelgradige Intelligenzminderung mit deutlichen Verhaltensauffälligkeiten, abnormer Gewohnheit und Störung der Impulskontrolle diagnostiziert. Eine weitere ICD-10-Diagnose, die er vor einigen Jahren bei einem Aufenthalt in einer psychiatrischen Klinik erhielt, ist Angst und depressive Störung, gemischt (F41.2).

Bis zum 12 Lebensjahr wohnte er bei seinen Eltern, als diese sich scheiden ließen, wurde Herr L. in die Obhut sozialer Einrichtungen gegeben. Seit seinem 17. Lebensjahr wohnt er bei uns im Heim.

Herr L. Ist räumlich, zeitlich, situativ und zur Person orientiert und kann lesen, schreiben und rechnen. Er kann sich in einfacher Sprache gut mitteilen, versteht Anweisungen und einfache Argumente. Seine motorische Unruhe und zum Teil starke Angespanntheit wird durch rastloses hin und her Gehen sichtbar. Die Erregung kann sich in Konfliktsituationen bis zur Manie übersteigern. Obwohl sein Gesichtsausdruck emotional meist flach ist, seine Stimme monoton. Ein aufmerksamer Beobachter kann jedoch den Ausdruck von Gefühlen wie Freude, Angst oder Scham in seinem Gesicht und anhand von Körpersprache erkennen. Herr L. ist stark auf das Thema „Essen" fixiert, es kam in der Vergangenheit schon vor, dass er in Mülltonnen nach Essen durchwühlt.

Als ich einer Kollegin die Familie-Erdmann-Gefühlskarten vorstelle, zeigt sich Herr L. interessiert. Ich erkläre ihm, dass ich eine Facharbeit über diese Gefühlskarten schreibe und biete ihm an, „etwas mit den Karten zu machen."

Es folgt ein Auszug aus dem Gedächtnisprotokoll, das ich unmittelbar nach der Fördereinheit geschrieben habe.

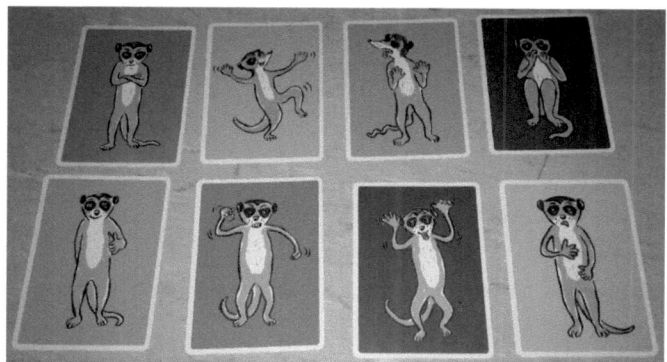

In ruhiger Atmosphäre breite ich die oben abgebildeten Gefühlskarten auf dem Tisch vor ihm aus:

Ich fordere Herrn L. auf, eine Karte zu wählen, die gerade gut zu dem passt, wie er sich fühlt. Herr L. deutet die Karte mit dem Erdmännchen vor grünem Hintergrund, das seine Arme vor der Brust verschränkt.

HEP: „Wie geht es dem Erdmännchen, das auf Deiner Karte zu sehen ist.   "

L.:   „Gut."

HEP: „Wie kommt es, dass es sich gut fühlt?"

L.:   „Es hat gut geschlafen in der Früh und was gegessen heute Mittag."
        Gähnt.

HEP: „Ja, es hat ausgeschlafen und was im Bauch … und du gähnst."
        Wie ist dieses Erdmännchen denn, wenn es ausgeschlafen und was gegessen hat?

L.:   „Zufrieden."

HEP: „Ja, wenn es ausgeschlafen und satt ist, dann ist es auch zufrieden.
        Kennst Du noch ein Gefühl auf einer anderen Karte?"

Herr L. wählt die Karte mit dem Erdmännchen mit erhobenem Daumen vor orangem Hintergrund.

HEP: „Wie fühlt sich das Erdmännchen auf dieser Karte?"

L.:   „Unangemessen."

HEP: „Wann fühlt es sich denn unangemessen?"

L.:   „Wenn es in der Früh zur Arbeit muss."

HEP: „Warum fühlt es sich denn unangemessen, wenn es in der Früh zur Arbeit muss?"

L.:   „Weil es lieber zuhause bleibt."

HEP: „Kennst du noch ein Gefühl auf einer Karte?"

Er zeigt auf die Karte, auf dem ein Erdmännchen mit erhobener Faust und zusammen-gebissenen Zähnen vor roten Hintergrund zu sehen ist.

HEP: „Wie fühlt es sich da, wenn es so die Faust geballt hat und das Gesicht zusammen-zieht?"

L.:   „Gestresst."

HEP: „Ja, da ist es gestresst, wenn es so schaut."
        „Warum, glaubst du, ist es da gestresst?"

L.:   „Weil ein anderer ihm seine Süßigkeiten weggegessen hat."

HEP: „Oh, wenn jemand ihm seine Süßigkeiten weggefuttert hat, dann ist es gestresst.
        Die isst es nämlich gerne selber, hm?"

L.: „Ja".

HEP: „Was könnte es denn ohne seine Süßigkeiten machen, dass es ihm wieder anders geht?

L.: „Umherlaufen, was anderes essen oder sich hinlegen."

HEP: „Wenn es gestresst ist, dann läuft es umher, sucht sich was zum Essen oder legt sich hin, damit es ihm wieder gut geht."

Kennst du noch ein Gefühl?

Herr L. deutet auf die grüne Karte mit dem Erdmännchen, das die Hände vor das Gesicht hält.

HEP: „Wie fühlt sich denn dieses Erdmännchen?

L.: „Entspannt."

HEP: „Oh, entspannt, aha. ... Hm, ich glaube eher, dass das Erdmännchen da Angst hat oder sich schämt oder so: es zittert und hat die Hände vor das Gesicht gelegt."

Magst du das mal ausprobieren? Nimm die Hände so vor's Gesicht und beuge deinen Kopf nach unten wie das Erdmännchen.

Herr L. verdeckt sein Gesicht mit den Händen und beugt seinen Rücken.

HEP: „Wie fühlt sich das für dich an?"

L.: „Wie Angst."

HEP: „Hm ... ich bin mir jetzt nicht sicher, ob du das so wirklich fühlst oder das nur sagst, weil du glaubst, dass ich das hören möchte."

L.: „Weil du das so hören möchtest."

HEP: „Wie fühlst du dich denn grad wirklich, wenn du so dasitzt mit den Händen vor dem Gesicht?"

L.: „Ruhig."

[...]

An dieser Stelle zeigt sich, wie leicht es passieren kann, dass man als Heilerziehungspfleger durch seine Erwartungshaltung Einfluss auf einen Bewohner nimmt. Im Nachhinein fällt mir auf, dass ich wenig nach der körperlichen Wahrnehmung der Gefühle gefragt habe, denke aber, dass dies, gerade in einer ersten Einheit, möglicherweise überfordert hätte.

Auf Nachfrage meint er, zukünftig gerne wieder etwas mit den Karten machen zu wollen.

Ich ziehe das Résumé, dass meine Annahme, dass die Familie-Erdmann-Karten nicht nur für Kinder geeignet sind, sondern sich auch zur Förderung der Emotionsregulation bei Erwachsenen mit mittelgradiger Intelligenzminderung einsetzen lassen, richtig ist: Alles in allem konnte sich Herr L. gut auf die Methode einlassen. Es fällt ihm leicht, sich mit den Erdmännchen zu identifizieren und eigenes Erleben auf sie zu projizieren.

Meine Interventionen beschränkten ich hauptsächlich auf aktives Zuhören. Ich habe dem Bewohner Raum gegeben, seine Gefühle auszudrücken. Durch mein empathisches Spiegeln konnte er sich gesehen und angenommen fühlen, auch dann, wenn er Verhalten angesprochen hat, das von seinem Umfeld häufig auf wenig Akzeptanz stößt, wie z.B. seine Beschäftigung mit dem Thema Essen oder sein Bewegungsdrang. Es wird für mich deutlich, dass diese Verhaltensweisen für ihn derzeit noch wichtige Strategien sind, um inneren Stress abzubauen und zu einem Gefühl von Zufriedenheit zu kommen. Sie stehen also im Dienst der Gefühlsregulation und können erst dann ohne Auswirkungen auf das Befinden aufgegeben werden, wenn andere Strategien dieser Aufgabe ebenso gut gerecht werden. Es ist davon auszugehen, dass er durch solche Fördereinheiten mehr Bewusstheit über diese Zusammenhänge zwischen Gefühl, Körperempfinden, Bedürfnissen und Verhalten entwickelt. Herr L. könnte langfristig Schritt für Schritt sein Erleben und seinen Verhaltensspielraum erweitern und neue Verhaltensrepertoire entwickeln. Dies wird ihm leichter als bisher fallen, weil er über die angeleitete Reflexion und sein Selbsterleben einen Sinn darin erkennt.

Das Gefühl des Angenommen-Seins wirkt sich außerdem positiv auf das Selbstwertgefühl von Herr L. aus, was wiederum eine Stärkung der Resilienz bedeutet.

Verdutzt war ich, dass Herr L. auf drei von vier Familie-Erdmann-Karten andere Gefühle erkannte als als ich. Ausblickend würde ich deshalb in zukünftigen Fördereinheiten den Erwerb der emotionalen Kompetenz „Emotionen anderer unterscheiden, verstehen und empathisch auf sie reagieren" erstmal zurückstellen. Eine Korrektur seiner Wahrnehmung empfände ich als kontraproduktiv für den Prozess der Selbsterfahrung Deshalb würde ich mich weiterhin erstmal eher auf die Förderung der Fähigkeit, eigene Gefühle bewusst wahrzunehmen, zu erkennen, auszudrücken und zu benennen, konzentrieren. Ich würde darauf vertrauen, dass über die Ausweitung der Bewusstheit eigenem Erlebens, die andere Fähigkeit mit wächst. Langfristig denkbar wäre vielleicht, eine kleine Bewohner-Gruppe gründen, in der in regelmäßigen Abständen in einer solchen Art von Befindlichkeitsrunden emotionale Kompetenzen gefördert werden. Dies hätte den Vorteil, dass die Bewohner auch mit unterschiedlichen Wahrnehmungen konfrontiert wären, ohne dass der Heilerziehungspfleger seine Rolle als akzeptierender Moderator des Prozesses aufgeben müsste.

8. Quellenverzeichnis

Baumgartner, Vera C. / Hofmann, Stefan G.: Kognition und Emotion; In: PID - Psychotherapie im Dialog; Stuttgart; 2018; Georg Thieme Verlag.

Beisser, Arnold R.: Wozu brauche ich Flügel? Ein Gestalttherapeut betrachtet sein Leben als Gelähmter; Köln; 2005; Peter Hammer Verlag; 3. Auflage.

Berking, Matthias / Hondong, Sinja: Training emotionaler Kompetenzen; In: PID - Psychotherapie im Dialog; Stuttgart; 2018; Georg Thieme Verlag; S. 77 - 81.

BIH Bundesarbeitsgemeinschaft der Integrationsämter und Hauptfürsorgestellen (Hrsg): Sozialgesetzbuch IX – Rehabilitation und Teilhabe von Menschen mit Behinderung mit Verordnungen zum Schwerbehindertenrecht; Wiesbaden; 2017; Universum Verlag.

Bielski, Sven: Ursachen von psychischen Störungen und Verhaltensstörungen bei geistig Behinderten.
http://homepage.ruhr-uni-bochum.de/sven.bielski/Psychische%20Stoerungen.html - eingesehen am 31.01.2020

Blankertz, Stefan / Doubrawa, Erhard: Lexikon der Gestalttherapie. Wuppertal; 2005; Peter Hammer Verlag.

Boeckh, Albrecht: Die Gestalttherapie: Eine praktische Orientierungshilfe; Stuttgart; 2006; Kreuz Verlag.

Buber, Martin: Ich und Du; Stuttgart; 1995; Philipp Reclam jun. GmbH & Co.; auf Grundlage der 11., durchgesehenen Auflage.

Butollo, Willi / Küsmann, Marion / Maragkos, Markos / Wenzel, Achim: Kontakt zwischen Konfluenz und Isolation: Gestalttherapeutische Ansätze in der Angsttherapie; 1995; Vortrag anlässlich der Tagung „Wege aus der Angst – Möglichkeiten und Chancen der Therapie bei Angststörungen", veranstaltet von MASH (Münchner Angst-Selbsthilfe) - http://www.gestaltpsychotherapie.de/butollo3.htm - eingesehen am 22.12.2019.

Butollo, Willi / Rosner, Rita / Wentzel, Achim: Integrative Psychotherapie bei Angststörungen; Bern, Göttingen, Toronto, Seattle; 1999; Verlag Hans Huber.

Dreitzel, Hans Peter: Emotionales Gewahrsein. München; 1998; Deutscher Taschenbuch Verlag.

Eifert Georg H.: Akzeptanz- und Commitment-Therapie (ACT); Göttingen; 2011; Hofgrefe Verlag.

Fuchs, Christian: „Die Gestalt des Traumatischen – Phänomenologisches Handeln bei seelischer Verletzung; Grevelsberg; 2019; EHP.

Fuhr Reinhard / Gremmler-Fuhr Martina: Gestalt-Ansatz – Grundkonzepte und -modelle aus neuer Perspektive; Bergisch Gladbach 2002; EHP; 2. korrigierte Auflage.

Greenberg / Paivio; 2000 nach Endtner, Katrin: Emotionsregulation von Frauen mit Borderlinestörung; Bern 2006, Selbstverlag.
http://biblio.unibe.ch/download/eldiss/06endtner_k.pdf - eingesehen am 06.01.2020.

Grolle, Johann / Lakotta, Beate: Auch Schnecken haben Emotionen; Spiegel Online; 01.12.2003.
https://www.spiegel.de/spiegel/print/d-29341658.html – eingesehen am 17.11.2019.

Held, Judith: Emotionen – die Eckpfeiler unserer Gesellschaft; In: PID - Psychotherapie im Dialog; Stuttgart; 2018; Georg Thieme Verlag.

Hyncer, Erich: Die Ich-Du-Beziehung - Martin Buber und die Gestalttherapie. In: Doubrawa, Erhard / Staemmler Frank-M. (Hrsg): Heilende Beziehung – Dialogische Gestalttherapie; Wuppertal; 1999; Peter Hammer Verlag.

Jakobs, Lynne: Ich und Du, hier und jetzt – Zur Theorie und Praxis des Dialogs in der Gestalttherapie. In: Doubrawa, Erhard / Staemmler Frank-M. (Hrsg): Heilende Beziehung – Dialogische Gestalttherapie; Wuppertal; 1999; Peter Hammer Verlag.

Joyce, Phil / Sills, Charlotte: Gestalttherapeutische Kompetenzen für die Praxis – Ein Lehr- und Arbeitsbuch für Psychotherapie, Beratung und Ausbildung; Bergisch Gladbach; 2015; EHP.

Krollner, Björn: ICD-10-GM-2019 Code Suche und OPS-2019 Code Suche. www.icd-code.de/icd/code/F70.-.html – eingesehen am 24.12.2019.

Lammers, Claas-Hinrich / Berking, Matthias: Emotionsregulation – Trend in der Psychotherapie; In: PID - Psychotherapie im Dialog; Stuttgart; 2018; Georg Thieme Verlag; S. 27 – 33.

Marks, Stephan: Scham - die tabuisierte Emotion. Düsseldorf; 2007; Patmos Verlag.

Marx, Rudolf: <F40> und <F41> Angststörungen – eine Einführung. In: Beiglböck, Wolfgang / Feselmayer, Senta / Honemann, Elisabeth (Hrsg.): Handbuch der klinisch-psychologischen Behandlung; München; 2006; Springer; 2. Auflage.

Miknat, Jochen: Gestalt-Heilpädagogik – Der Umgang mit dem Trauma der geistigen Behinderung; Grevelsberg; 2017; EHP; 2. Auflage.

Nicklas-Faust, Jeanne / Scharringhausen, Ruth (Hrg.): Heilerziehungspflege – Grundlagen und Kernkonzepte der Heilerziehungspflege Band 1; Berlin; 2018; Cornelson Verlag; 1. Auflage.

Perls, Frederick S.: Gestalt-Therapie in Aktion: Stuttgart; 1974; Ernst Klett Verlag.

Perls, Fritz: Grundlagen der Gestalt-Therapie – Einführung und Sitzungsprotokolle. München; 1985; Verlag J. Pfeiffer.

Perls, Frederik S.: Das Ich, der Hunger und die Agression; München; 1989; Deutscher Taschenbuch Verlag.

Perls, Fritz: Autobiographische Stichworte; 1998; In: Gestaltkritik (Heft 2-1998); Köln; 1998; GIK Gestalt-Institut Köln; ohne Seitenangabe.
http://www.gestalt.de/perls_stichwort.html - zuletzt eingesehen am 09.09.2018.

Pörtner, Marlies: Ernstnehmen, Zutrauen, Verstehen – Personenzentrierte Haltung im Umgang mit geistig behinderten und pflegebedürftigen Menschen; Stuttgart; 2014; Klett-Cotta.

Prouty, Garry / Pörtner, Marlies / van Werde, Dion: Prä-Therapie; Stuttgart; 1998; Klett-Cotta.

Rauh, Hellgard: Resilienz und Bindung bei Kindern mit Behinderungen; Manuskript, vorgesehen für Opp & Fingerle (Hrsg), Was Kinder stärkt - Erziehung zwischen Risiko und Resilienz. 2. Auflage. München: Reinhardt 2006; S. 2.
https://www.researchgate.net/publication/316125164_Resilienz_und_Bindung_bei_Kinder n_mit_Behinderungen - eingesehen am 31.01.2020

Senger, Katharina: Emotionen; 2018; In: PID - Psychotherapie im Dialog; Stuttgart; 2018; Georg Thieme Verlag.

Simon, Fritz B: Einführung in die Systemtheorie des Konflikts. Heidelberg; 2012; zweite Auflage; Carl-Auer.

Staemmler, Frank-M.: Der 'leere Stuhl'. Ein Beitrag zur Technik der Gestalttherapie; München; 1995; Pfeiffer.

Staemmler, Frank- M.: Das Ego, der Ärger und die Anhaftung – Zur Kritik der Perl'schen Aggressionstheorie und -methodik; In: Staemmler, Frank-M. / Merten, Rolf (Hrg.):

Therapie der Aggression – Perspektiven für Individuum und Gesellschaft; 2008; Bergisch Gladbach; EHP; S. 29 – 168.

Staemmler, Frank M.: Das Geheimnis des Anderen – Empathie in der Psychotherapie; Stuttgart; 2009; Klett-Cotta.

Staemmler, Frank-M.: Prozessuale Aktivierung. Skript für Teilnehmer des Seminars zur prozessualen Aktivierung in Freiburg; Eigenverlag; 2013.

Staemmler, Frank M.: Kontakt und Verbundenheit – Relationalität in der Gestalttherapie; Grevelsberg; 2017; EHP.

Tiedemann, Jens: Scham; Gießen; 2016; Psychosozial-Verlag; 2. Auflage.

Voigt, Manfred: Familie Erdmann; Bremen; 2009; Manfred Voigt Spieleverlag.

Wurmser, Leon: Die Maske der Scham – Die Psychoanalyse von Schamaffekten und Schamkonflikten; Berlin, Heidelberg; 1998; Springer-Verlag; 3., erw. Auflage.

Wagner, Elisabeth / Russinger, Ulrike: Gibt es eine affektive Wende in der Systemischen Einzeltherapie? In: PID - Psychotherapie im Dialog; Stuttgart; 2018; Georg Thieme Verlag.

Waldl, Robert: Therapeutische Aspekte bei Martin Buber. Diplomarbeit zur Erlangung des Magistergrades der Philosophie an der Faktultät für Human- und Sozialwissenschaften der Universität Wien; 2002; S. 11; http://www.waldl.com/downloads/Therapeutische_Aspekte_bei_Martin_Buber.pdf - eingesehen am 18.11.2018.

Yalom, Irvin D.: In die Sonne schauen. Wie man die Angst vor dem Tod überwindet; München; 2010; btb Verlag.

Yontef, Gary: Zum Aspekt der Beziehung in der Theorie und Praxis der Gestalttherapie. In Gestaltkritik, Ausgabe 1/2004. Köln; 2004; GIK Gestalt-Institut Köln; ohne Seitenangabe. http://www.gestalt.de/yontef_dialog.html - zuletzt eingesehen am 28.09.2018

Yontef, Gary / Harman, Robert L.: Die dialogische Haltung in der Gestalttherapie – als Konsequenz der phänomenologischen Herangehensweise; In: Gestaltkritik (Heft 2-2008); Köln; 2008; GIK Gestalt-Institut Köln; ohne Seitenangabe. www.gestalt.de/yontef_dialogische-haltung.html – eingesehen am 24.12.2019.

Zahavi, Dan: Phänomenologie für Einsteiger; Paderborn; 2007; Wilhelm Fink GmbH & Co Verlags-KG.

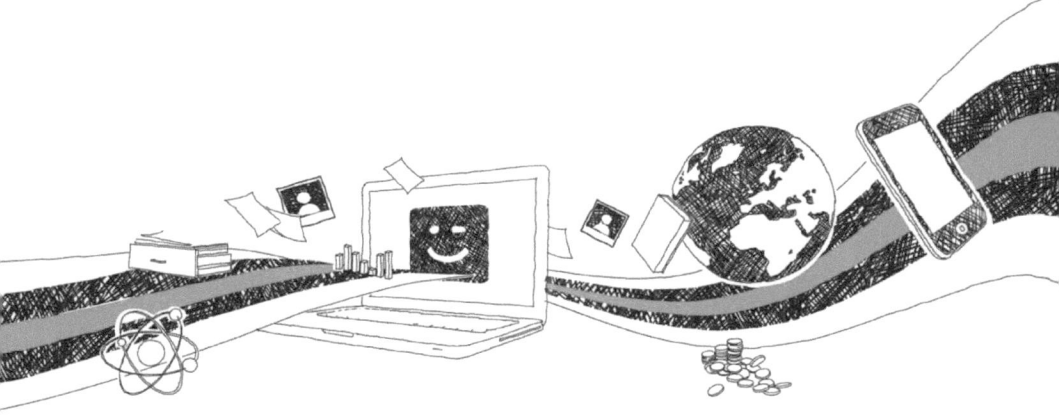
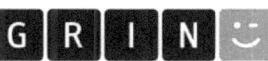